L'ARNICA MONTANA

DANS

LE VERTIGE DE MÉNIÈRE

PAR

Le Dr Charles RAVEL

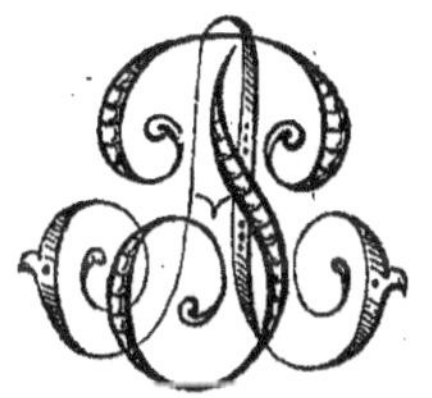

PARIS

A. PARENT, IMPRIMEUR DE LA FACULTÉ DE MÉDECINE

31, RUE MONSIEUR-LE-PRINCE, 31.

MAI 1877.

L'ARNICA MONTANA

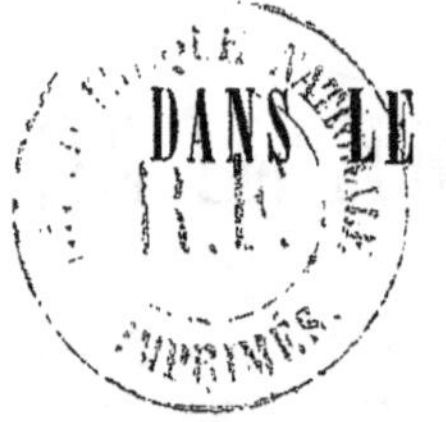

DANS LE VERTIGE DE MÉNIÈRE

L'Arnica montana produisant chez l'homme sain :

Des vertiges,

La diminution de l'ouïe,

Des bourdonnements , tintements , bruissements d'oreille,

Des étourdissements,

L'ivresse,

Des nausées,

Des vomissements,

Des accès de défaillance,

La perte de connaissance,

me paraît être indiquée dans le vertige de Ménière, et devoir prendre sa place à côté du chininum sulfuricum dont il a été question dans l'*Art médical* (XLII, 7, 88, 224, 283-303. Paris, 1876.)

Les effets pathogénésiques d'après lesquels je suis porté à proposer en ce moment l'arnica, se trouvent exposés avec plus ou moins de détails dans les auteurs qui suivent.

« Lorsqu'on a fait usage [de l'infusé ou du décocté de l'herbe et des fleurs d'arnica], on sent de grandes douleurs dans la partie affligée, on est même le plus souvent attaqué d'une grande cardialgie avec des nausées et des efforts pour vomir ; on a des coliques si

violentes que les malades croient toucher à leur dernière heure. Enfin, tous ces troubles sont suivis d'une
grande évacuation par les urines ou par les sueurs, ou
bien enfin, ils agissent par les vomissements ou par
les selles. » *Matière Médicale*, traduite du latin de Jean-
Frédéric Cartheuser par Jean-Charles Desessartz (1729-
1811). Paris, Briasson, 1755, 12, t. II, sect. 7e, ch. 8,
p. 45.

Les feuilles et les fleurs d'A. provoquent la cardialgie, la nausée et le vomissement. Rodolphe-Augustin
Vogel, *Historia Materiæ Medicæ ad novissima tempora
producta*. Francfort et Leipzig, Tob. Goebhard, 1774,
8, p. 51.

L'ingestion de l'A. ayant amené plusieurs fois des
nausées et des cardialgies, il faut d'abord essayer les
petites doses, et chez les personnes délicates employer
les feuilles de préférence aux fleurs. Jacques Reinbold
Spielmann, *Instit. Mat. Med.* Strasbourg. Bauer, 1774,
8, p. 554.

L'A. peut exciter la nausée et le vomissement, ce qui
a porté Jean-Chrétien Lange, à considérer l'A. comme
un émétique. Henri-Joseph Collin a observé que cette
plante poussait quelquefois aux sueurs. Jean-André
Murray, *Appar. Medicam.* Pavie, 1787, 8, I, 130, 132,
133.

Des malades ayant bu de l'A. ont eu des vomissements, des sueurs ; il faut commencer par une petite
dose et l'augmenter graduellement. Pierre-Jonas Bergius, *Mat. Med. e regn. veget., sistens simpl. offic., parit. atq. Culinaria*. Sec. éd., t. II. Stockholm, P. Hesselberg, 1782, 8, p. 727-28.

Dans un paragraphe consacré au traitement de la

dysentérie et de la diathèse purulente, Maximilien Stoll enseigne que la racine d'A. excite rarement le vomissement, et seulement dans le début. Ce vomissement n'exige aucun remède, parce qu'il s'arrête de lui-même. — La décoction de fleurs [d'A.] excitait chez quelques [typhoïdes] des vomissements modérés, non tumultueux, et ne revenant qu'après des intervalles fort longs. Du moins était-ce ainsi dans le commencement, et jusqu'à ce que l'estomac fût capable de le supporter. « La plupart des malades avoient en aversion le goût désagréable de ce remède, et éprouvoient des nausées continuelles, quoiqu'ils ne vomissent pas. » *Médecine pratique* trad. par Paul-Augustin-Olivier Mahon (1752-1801). Paris, Brosson, Gabon, 1809, 8, t. I, p. 453 ; t. II, p. 100. Cpr. p. 105.

« Les fleurs et les feuilles [d'A.] excitent quelquefois le vomissement, déterminent les sueurs. Plusieurs sujets ont éprouvé, après avoir pris l'Arnique, des étourdissements, des anxiétés. » Jean-Emmanuel Gilibert, *Démonstr. élém. de Botanique*, 3e éd. Lyon, Bruyset frères, 1787, 8, III, 195.

L'infusion d'A. « porte à la peau d'une manière douce, en excitant seulement la transpiration, et non la sueur. Quand on la donne seule, et d'une manière continue, elle devient fatigante, excite des douleurs d'estomac, quelquefois même des vomissements. » Louis Desbois de Rochefort, *Cours élém. de Mat. Méd.*, nouvelle édit. Paris, Méquignon l'aîné ; Toulouse, Broulhiet, 1793, 8, t. II, p. 102.

La « vertu émétique [de l'A.] est convenablement modérée, lorsqu'on [la] donne à de petites doses, comme sont celles dont on fait usage maintenant [xviiie siècle], et qui sont fort inférieures à celles que l'on prescrivait autrefois. » Paul-Joseph Barthez [1734-1806], *Traité des Maladies goutteuses*, sec. éd. Montpellier, Sevalle, 1819, 8, t. II, p. 143.

L'A. détermine chez l'homme bien portant : vertige, angoisse d'agonie — efforts inutiles de vomissements — l'augmentation par le vomissement artificiel, l'augmentation des symptômes, surtout des troubles de la tête, de l'angoisse, du vertige. — Renvois à vide — douleur de tête — bourdonnement dans les oreilles.— Nausée, vomiturition (de Meza).—Vomissement (Vicat). — Efforts violents pour vomir (U.-B. Aaskow). Samuel Hahnemann, *Fragments sur les effets positifs des Médicaments observés chez l'homme sain*. Trad. du latin par MM. Champeaux et Milcent. L'*Art méd.*, 1855. I. 150-56.

Les fleurs d'A. occasionnent facilement le vomissement, C. J. A. Schwilgué, *Mat. méd.* sec. éd. rev. par P.-H. Nysten. Paris, Brosson, 1809, 8, I, 291.

F.-M. Mercier, D.-M. à Rochefort, avait observé que l'infusion de fleurs d'A. produisait quelquefois des accidents graves, tels que des nausées et des vomissements, tandis que d'autres fois, à la même dose et dans des circonstances qui paraissaient fort analogues, elle ne causait aucun accident. Mercier crut reconnaître que ces accidents étaient dus aux œufs et aux larves de certains insectes, contenus quelquefois dans les fleurs d'A. (*Bibl. méd.* 1811, XXXIII, 84-85). Mérat a de justes doutes sur la faculté que peuvent avoir des larves d'insectes de produire les accidents que Mercier indique, accidents que la plante amène d'ailleurs naturellement.

Un homme qu'on avait gorgé d'une décoction de fleurs d'A. après une chute éprouva des vomissements opiniâtres, des vertiges, des convulsions, et on ne parvint à calmer ces symptômes alarmants qu'au bout de quelques jours. » Jean-Louis Alibert, cité par Laurent-Théodore Biett, *Dict. des sc. méd.*, 1812, II, 304.

Antoine-François Jenin de Montègre (1779-1818) vit une décoction de fleurs d'A., trop chargée, donnée en lavement, occasionner une douleur épouvantable, accompagnée de défaillance ; deux ans après, la personne qui l'avait éprouvée n'y pouvait penser encore sans frémir. » *Dict. des sc. méd.*, 1817, XX, 606.

« Si au lieu de discuter vaguement les effets de l'arnica sur les humeurs, on se fût occupé d'apprécier le résultat des mouvements critiques produits par l'espèce de perturbation que ce remède opère sur toute l'économie, on aurait fait un grand pas vers la détermination des circonstances où ce médicament doit être mis en usage. Il faut donc se reporter aux phénomènes qu'il produit sur l'organisme ; et c'est en effet toujours après que ce remède a occasionné quelques désordres, en apparence, sur les viscères précordiaux et autres, que la solution des maladies s'opère. C'est ainsi que les nausées, le vomissement, de violentes cardialgies et quelquefois l'*ivresse*, s'observent presque toujours sans aucun danger pour le malade. J'ai donné mes soins, ajoute le Dr Ant. Cadot, à une fille hystérique atteinte d'une fièvre rémittente muqueuse, avec tendance adynamique, qui devint *ivre* après avoir bu d'une manière assez rapprochée une pinte d'infusion de fleurs d'A. Cette fille chantait et dansait ainsi toute nue. — Les sueurs gluantes et fétides, observées à la fin des fièvres muqueuses-adynamiques [sont] le produit de l'action secondaire ou sympathique sur les vaisseaux exhalans de la peau.... On peut modifier les doses de l'A., selon le degré de sensibilité et d'irritabilité du malade: ce n'est que lorsque l'action de ce médicament est vive et prolongée que les nausées et le vomissement surviennent, ce qui a lieu plus fréquemment après l'emploi de l'*infusion* de ses fleurs que de sa *décoction*. *L'ivresse* et même les *convulsions* sont les résultats extrêmes de l'action de l'A., qui agit alors sur les fonctions de la vie animale ou de relation, accidents qu'on doit éviter autant que possible, ainsi que les autres phénomènes nerveux, n'étant pas nécessaires au succès du traitement, et pouvant beaucoup nuire. » Ant. Cadot, *Mémoire sur le mode d'action de l'A. M. ou nouveau point de vue médical déduit de l'observation clinique, et d'après lequel on peut expliquer son action sur l'économie animale.* Paris, Rignoux, 1821, 8, p. 6, 7, 13, 14.

« Les individus auxquels on administre ce remède présentent les phénomènes suivants : sentiment de pesanteur et d'anxiété dans la région de l'estomac ; nausées et même quelquefois des vomissements pénibles ou simplement salivation abondante ; la peau est halitueuse... Peu de temps après l'ingestion du médicament, le malade éprouve de la céphalalgie... La racine d'A. qui est moins employée en France que les fleurs, détermine plus fréquemment le vomissement. » Achille Richard, *Dict. de Méd.* en 21 vol., t. III. Paris, Béchet jeune, décembre 1821, 8. p. 5, 6.

L'A. est une plante active, énergique, dont l'emploi demande à être réglé avec prudence. Si on en prend une dose trop forte, on éprouve de l'anxiété, des nausées, des vertiges, de la cardialgie, des vomissements, des tremblements et même des convulsions. François-Victor Mérat et Adrien-Jacques de Lens, *Dict. un. de Mat. Méd.*, t. I. Paris, J.-B. Baillière, 1829, 8. p. 420-21.

« Administrée à l'homme bien portant, l'arnica produit des nausées, de l'anxiété, quelquefois des vomissements (Schulz). Si la dose est assez forte, elle produit en même temps des vertiges... L'A. a été vantée beaucoup contre la surdité, contre les vertiges, avant-coureurs de l'apoplexie, par Hahnemann. » Jacques-André Giacomini, *Mat. Méd. et Thér.*, trad. de l'italien par Benoît Mojon et Rognetta. Paris, 1839-41. 8. p. 574-75.

G.-H.-G. Jahr (*N. Man. de Méd. hom.*, 6ᵉ éd., 1855, I, 74-77) m'offre, dans la pathogénésie de l'A. un tableau fidèle du vertige de Ménière.

« L'A., donnée à l'intérieur, produit un sentiment d'anxiété à la région épigastrique, des nausées, quelquefois des vomissements. Une demi-heure à une heure après son administration, il survient des vertiges, de la céphalalgie, des scintillations dans les yeux. » C. P. Galtier, *Tr. de Mat. Méd, et des Indications thérapeutiques*, t. II. Paris, P. Lucas, 1839, 8. p. 500.

« L'action physiologique de l'A., administrée à l'intérieur, se traduit par deux ordres d'effets. Les uns, primitifs, consistent en une irritation plus ou moins intense des voies digestives, aboutissant à des nausées et même à des vomissements ; les autres, secondaires, consistent dans des phénomènes cérébraux, tels que des étourdissements, des tremblements, etc. » A. Martin-Lauzer, *Journ. des conn. méd.-chir.* 1ᵉʳ mars 1852, XXXV, 120.

« A. Grillot a observé des vertiges assez forts, pendant quelques heures, pour empêcher le malade de se tenir debout ou assis, et qui étaient dus à une dose exagérée d'A. » Léopold Turck, *Rev. de Thér. méd.-chir.* 1ᵉʳ novembre 1853, I, 571. An.: *Bull. de Thér.* XLV, 422. *Ann. de Thér.* pour 1854 par Bouchardat, XIV, 47.

Dans ses études sur l'A., M. Jorez signale les nausées, les vomissements, — tête entreprise et lourde, — vertiges à tomber, en marchant au grand air, le matin,— et cite successivement Murray, Hahnemann, Jorg, Grillot, Giacomini, Jean-Baptiste Grégoire Barbier (d'Amiens), Roques et Stoll. *Revue internationale de la Doctrine homœopathique*, t. II. Bruxelles. J.-B. Tircher, 8, 1858, p. 105, 117, 133, 135, 136, An.: *L'Art Médical*, VIII, 136, 227.

Accès de défaillance,—sueur passagère et anxieuse, — bourdonnements d'oreille, — dureté ou diminution de l'ouïe, — vertiges, embarras de la tête, — élancements au cerveau avec nausées et vomissements au moindre mouvement, — vertiges et nausées en lisant, tels sont quelques-uns des effets positifs signalés à propos de l'A., par M. Alexis Espanet dans son *Traité méth. et prat. de Mat. Méd. et de Thér. basé sur la loi des semblables.* Paris, J.-B. B. et F., 1861, 8, p. 140, 141, 143.

L'A. « produit des nausées, des vomissements, des sueurs froides; plus tard, des étourdissements, de la céphalalgie. » Léon Marchand, *N. Dict. de Méd. et de Chir. prat. ill. de fig.*, t. III, Paris, J.-B. B. et f., 1865, 8, p. 96.

Une femme âgée de 33 ans, ayant bu deux tasses d'infusion pour laquelle elle avait employé une poignée de fleurs d'A, eut des vomissements, une violente céphalalgie, etc., *Annuaire pharmaceutique* fondé par O. Reveil et L. Parisel, VIII⁰ an. 1870. Paris, J.-B. B. et f., p. 276.

M. J. Guérin Méneville, analysant les additions de la 3ᵉ édition du *Manuel de Pharmacodynamique* du Dᵣ Richard Hughes, dit, à l'occasion de l'A., que les expérimentateurs souffrirent de vertige, de céphalalgie et ajoute que Hahnemann a guéri avec l'A. un vertige chronique. L'*Art Médical*, janvier 1877, XLIV, 54.

Dans un mémoire sur l'arnica, M. le professeur A. Imbert Gourbeyre, expose, avec son érudition et sa verve accoutumées, la pathogénésie de l'A., met en relief les nausées, les vomissements, les vertiges, les souffrances d'oreille amenés par cette substance. L'*Art Médical*, janvier, février 1877, t. XLIV, p, 11,95.

J'ouvre une parenthèse, et je crois devoir citer des faits et des fragments qui me paraissent se rapporter de près ou de loin au vertige dc Ménière. Les deux faits que je vais immédiatement reproduire sont dus au Dᵣ Louis Malaise.

« *Surdité de l'oreille gauche*. — Mᵐᵉ Simonis, de Seraing, est atteinte depuis cinq mois d'une *surdité* complète de l'oreille gauche, elle y éprouve des bruissements très-fatigants, avec de grandes douleurs au front vers la racine du nez, auxquelles se joignent des *vertiges* tournoyants ; la vue est épaisse, l'appétit est irrégulier. Les souffrances ont plutôt lieu le soir que le matin.

Le 25 novembre 1835, elle prend trois globules de *pulsatille*, à la douzième dilution.

Le 30. Après le déjeuner, elle est obligée de faire des bâillements très-fatigants, à la suite desquels elle éprouve une sensation de quelque chose qui résonne et se déchire dans l'oreille malade; en même temps il s'en écoule un peu de sérosité ; et dès ce moment toutes les souffrances se dissipent comme par enchantement. La malade récupère à l'instant l'usage complet de l'ouïe. La guérison de cette affection, ainsi que les phénomènes qui l'ont accompagnée, ont causé à cette dame une surprise que j'ai partagée. » Obs. XXV, p. 44-45. Reprod. dans Roth, *Clin. homœop.*, VII, 425.

La pulsatille fut très-bien choisie : en parcourant dans Jahr la pathogénésie de ce remède, on voit combien il est indiqué dans le vertige de Ménière (Cpr. L'*Art médical*, XLII, 302).

« *Vertiges chroniques, avec affection psorique.* — M. Fuss, traducteur de Schiller, et professeur d'antiquités à l'Université de Liége, vint me consulter le 17 mai 1836, dit Louis Malaise. Depuis un an, M. Fuss éprouve fréquemment des *vertiges* et des congestions cérébrales qui ressemblent à des attaques d'apoplexie. Cette maladie a été traitée par les saignées, les sangsues à l'anus, les purgatifs et par l'application de deux cautères, l'un au bras gauche et l'autre à la nuque. Ce traitement n'a pu le guérir et n'a eu pour résultat que de combattre momentanément les accidents les plus graves qui compromettaient de temps à autre son existence. En outre, les déplétions sanguines ont affaibli les fonctions intellectuelles, au point qu'il se trouve souvent incapable de se livrer à des travaux scientifiques.

Le malade éprouve dans le flanc gauche une sorte de constriction douloureuse........

La cause éloignée et productrice de ces divers dérangements doit être rattachée à un vice psorique.

Ayant soumis M. Fuss à un examen attentif, je recueillis les symptômes suivants :

Lourdeur et embarras dans la tête; étant debout, disposition à des vertiges pendant lesquels tous les objets semblent tourner. Ces vertiges se déclarent aussi lorsqu'il est couché : ils semblent avoir leur point de départ à la région occipitale.

De temps à autre, le sang paraît se porter vivement à la tête; le malade est alors renversé subitement par terre sans perte de connaissance, mais avec impossibilité de se remuer et de se relever seul. Ces congestions cérébrales se reproduisent principalement lorsqu'il existe de la constipation, à laquelle le sujet est assez fréquemment exposé.

Un bruit un peu fort produit une impression pénible et singulière dans l'intérieur de la tête.

La mémoire est affaiblie; il y a peu de disposition à l'exercice des facultés intellectuelles; le moral est devenu très-irritable. Le malade est souvent tourmenté par l'idée qu'il est menacé d'attaque d'apoplexie.

L'audition par l'oreille droite est difficile ; et à la veille des congestions cérébrales le malade éprouve une surdité presque complète de cette même oreille.

L'oreille droite est le siége d'un bourdonnement semblable au bruit d'une cascade ; cette sensation dégénère quelquefois en une espèce de sifflement et l'ouïe est alors plus claire.

L'appétit est augmenté; le professeur éprouve fréquemment le besoin de manger.

Les selles sont très-irrégulières ; elles sont tantôt quotidiennes et faciles, tantôt très-dures ; mais le plus souvent il existe de la contipation : c'est alors que la sensation du flanc gauche augmente, que les vertiges sont le plus fréquents et que le sang se porte vers le cerveau.

Le pouls offre de la fréquence, et marque 90 pulsations par minute.

Le malade observant un régime simple depuis long-temps, je n'y trouvai aucune modification à faire. Je prescrivis la *nux vomica*, 30ᵉ d.; j'eus recours plusieurs fois à ce médicament jusqu'au 1ᵉʳ du mois suivant. J'ordonnai en même temps de laisser fermer le cautère de la nuque.

8 juin. Il survint pendant la nuit des vertiges violents, suivis d'une attaque de congestion cérébrale. L'*opium*, 6ᵉ d., et la *belladone*, 30ᵉ d., furent employés avec le plus grand succès contre ces accidents.

Le 14. Le malade se trouvait dans l'état le plus satisfaisant.

Le 29. Je prescrivis le *soufre*, 30ᵉ d., que je laissai agir jusque dans le mois d'août.

Ce médicament développa des symptômes pathogénétiques assez remarquables et, entre autres, des tiraillements spasmodiques dans l'intérieur de la tête. Pendant ce temps, les fonctions intellectuelles acquirent plus d'activité et s'exercèrent plus librement; *l'ouïe devint plus claire*, et l'affection psorique des mains s'améliora. A cette époque, le pouls ne marquait plus que 76 pulsations par minute; les selles étaient régulières et quotidiennes.

12 août. Je prescrivis le *pétrole*, 3° d., qui fut répété à certains intervalles jusque dans le mois suivant.

14 septembre. M. Fuss jouissait d'une bonne santé. Depuis trois mois, il a été entièrement exempt de ver-

tiges et de congestions cérébrales. L'affection des mains continue à offrir à peu près les mêmes caractères. Je prescrivis plusieurs fortes doses de *douce-amère*, 2° d.

1ᵉʳ octobre. Il continuait à bien se porter : il ne sentait plus la moindre souffrance; l'affection des mains est presque entièrement dissipée.

Le 7 du même mois, il survint de nouveau des accès de vertige; des vomissements, des frissons et des sueurs eurent lieu pendant la nuit ; depuis quelques jours il était sujet à avoir pendant le sommeil des pertes abondantes et fréquentes de liqueur spermatique, qui produisaient de la faiblesse et de l'épuisement; le malade présentait, en outre, les symptômes d'un embarras gastrique.

Je fus obligé d'avoir recours au *china*, à la *nux vomica* et à la *pulsatille* pour combattre ces diverses souffrances.

Le 19. Le malade se plaignit d'engourdissement à la région de la nuque ; les selles n'avaient lieu que tous les deux jours ; du reste, les vertiges ne s'étaient point montrés depuis plusieurs jours. Je prescrivis le *conium*, 30ᵉ d., qui fut répété plusieurs fois à certains intervalles.

21 et 24. Il y eut encore des accès de vertiges, mais ils furent les derniers.

Le 28. Il n'éprouvait plus aucune souffrance ; les selles étaient régulières, et le pouls était à l'état normal.

7 novembre. L'éruption des mains s'était reproduite... Je prescrivis plusieurs doses de *sépia*, 30° d.

A partir de cette époque, M. Fuss a joui d'une santé excellente ; d'après mes conseils, il ne prit plus aucun médicament.

Depuis neuf mois, le professeur n'a point subi la

moindre déplétion sanguine : ce moyen était fréquemment mis en usage avant le traitement homœopathique. » (Obs. CLXXXV, p. 291-96. *Clinique homœopathe à l'usage des médecins et des gens du monde*, par Louis Malaise. Bruxelles, Meline, Cans, 1837, 8.)

Je regrette que Louis Malaise ne nous ait pas appris si la surdité de l'ouïe droite fut complètement enlevée par le traitement. Quoi qu'il en soit, je note que tous ces médicaments (nux vomica, opium, belladonna, sulfur, dulcamara, petroleum, cinchona, pulsatilla, conium maculatum, sepia (Cpr. L'*Art méd.*, avril 1876, p. 302-303), quoique prescrits d'après des indications différentes, s'adaptent au traitement du vertige de Ménière. — Au sujet de sulfur, je rappelle que «Glisson nous apprend, et Bates le confirme, qu'après avoir essayé inutilement tous les autres remèdes, il s'est guéri d'un vertige terrible qui durait depuis trois semaines, en se rasant la tête et s'y appliquant une emplâtre faite de fleur de *soufre* et de blancs d'œuf (Robert James, *Dict. un. de méd.*, trad. de l'angl. par Diderot, Eidous et Toussaint. fol. 1748, VI, 639) (1). — Quant à dulcamara, elle peut produire des vertiges comme il en conste par le fait suivant. Un individu « affecté d'une éruption dartreuse faisoit usage, depuis quelque temps, d'une décoction de tiges fraîches de cette solanée. Un jour que, pour en augmenter l'activité, il y avoit joint une *once d'extrait* de ce même végé-

(1) « Mayerne, dit encore James, nous apprend qu'un médecin allemand guérissoit un grand nombre de vertiges par des pilules faites de sucre de plomb et de térébenthine de Chypre, dont il donnoit quatre ou cinq grains par jour pendant plusieurs jours de suite. » — La pathogénie de *plumbum* permet, dans le cas présent, d'ajouter cette substance à celles que j'ai nommées. A la clinique de déterminer les médicaments qui devront avoir la préférence dans le traitement de l'affection dont je m'occupe.

tal, il fut pris tout à coup des symptômes suivants : obscurcissement de la vue, *vertiges*, tremblement de tous les membres ; bientôt après, paralysie de la langue et sueur froide générale. » (Schlegel, médecin à Meiningen, *Nouv. Bibl. méd.*, 1823, I, (LXXIX), 247.)

Le tintouin vertigineux (syrigmus vertiginosus), signalé pour la première fois par François Boissier de Sauvages (Nos. trad. par Gouvion, VII, 156) ou Pseudoecoea hæmatica de Guillaume-Godefroy Ploucquet (*Del. syst. nos. naturæ accom.*, 1792, II, 394) ne rentre-t-il pas dans le vertige de Ménière ?

Érasme Darwin, cité par Joseph Frank (*Prax.*, 1832, VII, 587, trad. franç., III, 101) admettait un vertige de l'ouïe.

Le vertige est quelquefois dissipé par l'écoulement des oreilles comme nous l'apprennent Louis-Godefroy-Klein (*Le méd. interpr. de la nat.*, II, 362), R. A. Vogel (*De c. et c. p. c. h. aff.*, Gott., 1785, p. 517) et Chrétien-Godefroy Gruner (*Semiot.*, 313, § 462).

Addition. — P. 14 l. 12. Cfr. Antoine-Imbert-Gourbeyre, De la mort de Socrate par la Ciguë ou Recherches botaniques, philologiques, historiques, physiologiques et thérapeutiques sur cette plante. *L'Art Médical*, Paris, t. XL, juin 1875, p. 407 t. 408 : t. XLI, juillet, p. 38-49 : septembre p. 169, 174, et Louis Colignon (d'Apt), *Recherches sur la Conine et ses sels*. Paris. A. Derenne, 1877. 8. p. 41.

P. 15. Alfred Luton, *N. Dict. de Méd. et de Chir. prat. ill.* avril 1877. XXIII. 826.

La Rivière, Obs. d'otite chron. interne avec accidents cérébraux, guérie par des injections d'eau minérale par la trompe d'Eustache. *Bull. de Thér.*, 1843, XXIV, 210.

TABLE ALPHABÉTIQUE DES AUTEURS.

Années.	Pages.	Années.	Pages
1812 Alibert (J.-L.)	5	1753 Klein (L.-G.)	15
1802 Barthez (P.-J.)	3	1829 Lens (A. J. de)	6
1782 Bergius (P.-J)	2	1837 Malaise (L.)	9
1812 Biett (L.-T.)	5	1865 Marchand (L.)	8
1821 Cadot (A.)	5	1852 Martin-Lauzer	7
1755 Cartheuser (J.-F.)	1	1829 Mérat (F.-V.)	4,6
1855 Champeaux (P.-F.)	4	1811 Mercier (F.-M.)	4
1877 Colignon (L.)	15	1855 Milcent (A.)	4
1793 Desbois de Rochefort	3	1817 Montègre (A.-F.-J. de)	5
1861 Espanet (A.)	8	1787 Murray (J.-A.)	2,8
1839 Galtier (C.-P.)	7	1792 Ploucquet (G.-G.)	15
1838 Giacomini (J.-A.)	7,8	1821 Richard (A.)	6
1787 Gilibert (J.-E.)	3	1877 Richard-Hughès	9
1852 Grillot (A.)	7,8	1763 Sauvages (F.-B. de)	15
1775 Gruner (C.-G.)	15	1823 Schlegel	15
1877 Guérin-Méneville (J.)	9	1805 Schwilgué (C.-J.-A.)	4
1805 Hahnemann (S.)	4, 7, 8, 9	1774 Spielmann (J.-R.)	2
1855 Jahr (G.-H.-G.)	7	1778 Stoll (M.)	2,8
1877 Imbert-Gourbeyre	9,15	1853 Turck (L.)	8
1858 Jorez (H.)	8	1774 Vogel (R.-A.)	2,15

FIN.

Paris. — Typ. A. Parent, rue Monsieur-le-Prince, 29-31.

OPUSCULES DU Dr CHARLES RAVEL

1. Recherches historiques sur la Stegnose (Sclérème des adultes).
Paris, H. Vrayet de Surcy, 1848, in-8°, 15 p.

2. Exposition des Principes Thérapeutiques de Galien. Thèse
pour le Doctorat en médecine, présentée et soutenue le 21 mars
1849. Paris, Rignoux, 1849, in-4°, 96 p.

3. Nouvelle Preuve authentique de l'ancienneté de l'Ecole de
Médecine de Montpellier. Montpellier, J.-A. Dumas, 1855,
in-8°, 15 p.

4. Observations et Matériaux pour servir à l'histoire de l'Arthrite
Blennorrhagique. Paris, Morris, 1858, in-8°, 35 p.

5. Le Phosphore à dose infinitésimale ne serait-il point quelquefois indiqué dans la forme grave de l'Ictère essentiel? — Recherches historiques et cliniques : Examen de la part que les
Médecins français ont prise à l'établissement de cette maladie.
Paris, J.-B. Baillière et fils, 1861, in-8°, 64 p.

6. Table générale alphabétique et analytique des Matières conte-
nues dans les dix premiers tomes de l'*Art Médical*, journal de
Médecine générale et de Médecine pratique, suivie de la Table
générale des Auteurs qui ont fourni directement des travaux
pour la rédaction de ce recueil et de la Table générale des Auteurs dont les Œuvres ont été citées ou analysées dans ces dix
tomes (1855-1859). Paris, J.-B. Baillière et fils, 1862, in-8°, 68 p.
(En collaboration avec M. le Dr E. Hermel.)

7. Recherches bibliographiques sur la Diathèse Purulente. Paris,
J.-B. Baillière et fils, 1863, in-8°, 15 p.

8. Recherches bibliographiques sur les Paralysies consécutives aux
Maladies aiguës. Cavaillon, L. Grivot-Proyet, mai 1864, in-8°,
16 p.

9. Les Venins d'Abeilles, de Guêpes, de Vipères ne seraient-ils
point quelquefois indiqués dans la Pustule Maligne et l'Œdème
malin ! — Le Venin de Guêpes ne serait-il point quelquefois
indiqué dans le Phlegmon? Paris, A. Parent, 1864, in-8°, 4 p.

10. Le Plomb et ses composés ne seraient-ils point quelquefois indiqués dans la maladie de Bright? Paris, A. Parent, 1864, in-8°, 8 p.

11. L'Ergot de seigle (*Secale cornutum*) ne serait-il point quelquefois indiqué dans le Diabète sucré? Paris, A. Parent, 1866, in-8°, 16 p.

12. La Chélidoine (*Chelidonium majus*) ne serait-elle point quelquefois indiquée dans la Purpura Hæmorrhagica, dans la forme grave de l'Ictère essentiel et dans la Fièvre jaune? Paris, A. Parent, janvier 1870, in-8°, 8 p.

13. De la Purpura Hæmorrhagica. Le Mercure (*Mercurius*), le Sulfate de quinine (*Chininum sulfuricum*), le Tabac (*Tabacum*), l'If (*Taxus baccata*), à doses infinitésimales, ne seraient-ils point quelquefois indiqués dans le traitement de la Purpura Hæmorrhagica? — Notice bibliographique de cette maladie. Paris, A. Parent, mars 1870, in-8°, 23 p.

14. Les Petites Misères de quelques Médecins catholiques. Paris, A. Parent, 1870, in-8°, 32 p.

15. Malice, Rudesse, Dureté de quelques hommes de l'Art envers leurs Malades. Tarascon, Antoine Aubanel, 1873, in-8°, 52 p.

15. Bibliographie de la Myélite. Tarascon, Antoine Aubanel, 1866, in-8°, 40 p.

17. Divers Articles publiés dans La *Gazette médicale de Paris* (1846), L'*Union médicale* (1847-1848), Le *Journal des Connaissances médico-chirurgicales* (1848-1849), La *Revue Thérapeutique du Midi* (1855), L'*Art Médical*, Journal de Médecine générale et de Médecine pratique, fondé par Jean-Paul Tessier (1856-1877). Paris. La *Revue Internationale de la Doctrine Homœopathique*, publiée par une réunion de Médecins, sous la direction du Dr Hippolyte Jorez (1857-1862). Bruxelles.